AF336948

# L'EAU POTABLE

## SA

## PURIFICATION

### dans les Ménages

## Par le Docteur F. MARTZ

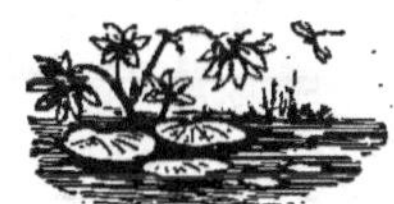

CHALON-SUR-SAONE

IMPRIMERIE DU « PROGRÈS DE SAÔNE-ET-LOIRE »
Rue du Temple et rue de Lyon

1911

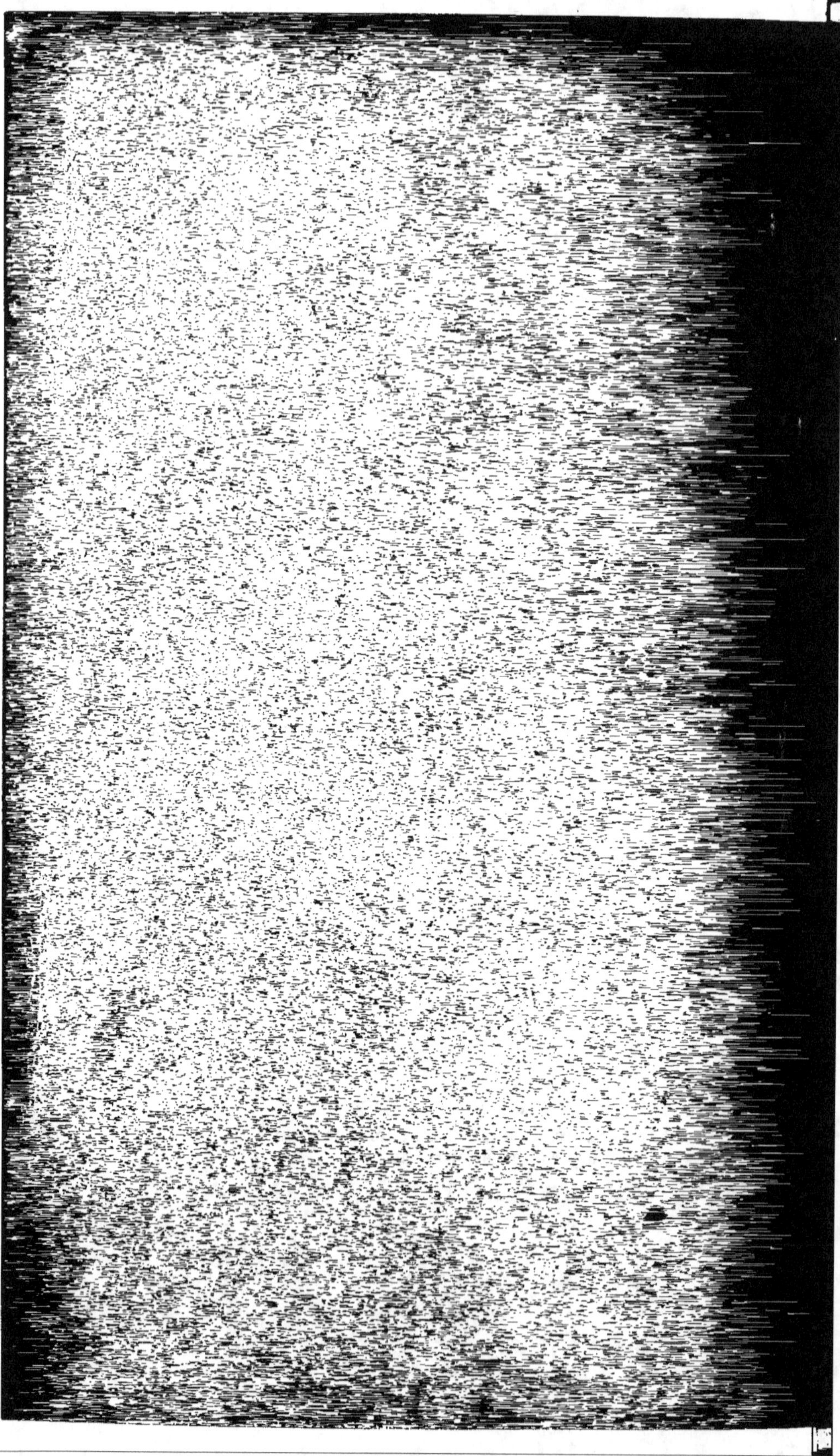

# L'EAU POTABLE

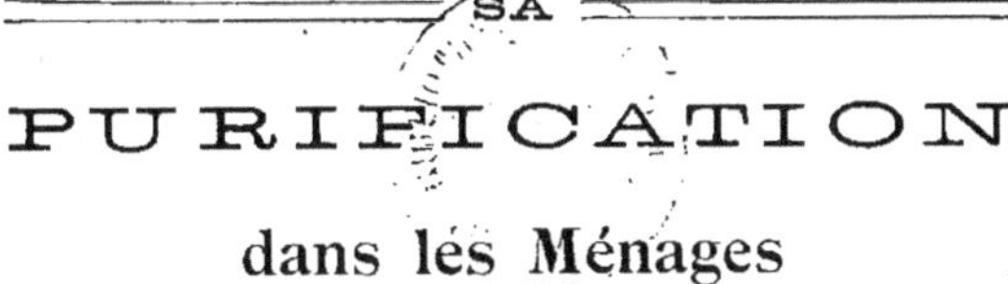

## SA PURIFICATION

### dans les Ménages

## Par le Docteur F. MARTZ

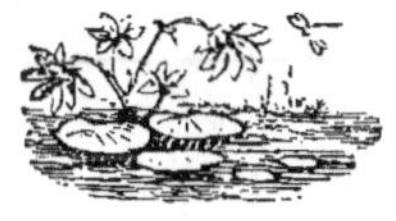

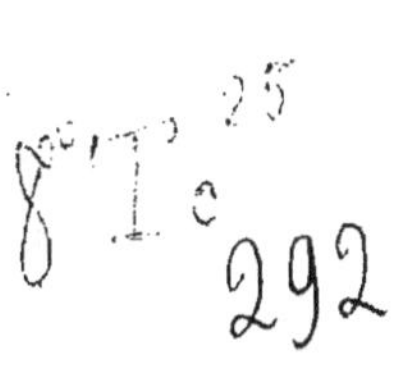

CHALON-SUR-SAONE

IMPRIMERIE DU « PROGRÈS DE SAÔNE-ET-LOIRE »

Rue du Temple et rue de Lyon

1911

# L'EAU POTABLE

## Sa purification dans les Ménages

La question de l'eau potable en ville ou à la campagne a toujours préoccupé les hygiénistes. Ces temps derniers, plusieurs grands quotidiens nous ont montré combien nous étions en retard, sur ce point, sur l'étranger.

Si beaucoup de villes ou villages ont de l'eau de source bactériologiquement pure, beaucoup de régions n'ont à leur disposition que de l'eau de rivières ou fleuves, ou de puits, ou de la nappe souterraine.

Les eaux de rivières ou fleuves sont souvent polluées par les eaux industrielles et d'égout déversées. En Angleterre, en Allemagne et dans d'autres pays, on oblige les industriels ou les villes à épurer leurs eaux vannes avant de les envoyer à la rivière.

Il existe en Angleterre 1.300 installations d'épuration d'eaux d'égouts de villes, et plusieurs centaines d'installations d'eaux résiduaires industrielles. En Allemagne, aux Etats-Unis on compte près de 300 installations pour l'épuration des eaux d'égouts et au moins autant pour les eaux industrielles ; enfin les eaux provenant des hôpitaux sont épurées.

Cependant l'eau des cours d'eau se purifie d'elle-même par l'oxygène et la lumière ce grand ennemi des microbes ; on a constaté que des eaux très contaminées pouvaient être potables à une distance de plusieurs kilomètres.

Les eaux de puits ou de la nappe souterraine ou de sources sont souvent contaminées par les fumiers, les fosses d'aisances.

Les eaux potables peuvent être impures soit au point de vue chimique, soit au point de vue bactériologique.

Les eaux impures au point de vue chimique peuvent engendrer des troubles gastriques ou intestinaux : on les a accusées de favoriser les calculs hépatiques ou rénaux, tandis que les eaux impures au point de vue bactériologique peuvent engendrer des maladies infectieuses très graves telles que le choléra, rare chez nous, la dyssenterie et surtout la fièvre typhoïde, par le bacille d'Eberth ; en conséquence, toute eau potable doit être examinée au point de vue bactériologique, l'analyse quantitative de l'eau n'est pas importante, tandis que l'analyse qualitative est de première importance. Toute eau renfermant le bacille d'Eberth, (fièvre typhoïde) *doit être rejetée de l'alimentation ou bien purifiée par un procédé qui offre toutes les garanties bactériologiques nécessaires.*

L'épuration de l'eau potable peut se faire industriellement ou bien dans les familles.

Industriellement, on a recours aux galeries filtrantes formées de pierres, graviers et sable fin ; si l'eau traverse lentement ces galeries, l'épuration est bonne.

La stérilisation à 120° par l'étuve Rouard, Genest et Hercher est certainement l'idéal ; l'eau, au sortir de l'appareil, est encore aérée ; mais ce procédé coûteux ne peut être employé que pour les quantités assez restreintes.

La purification dans les ménages comprend trois procédés principaux :

1° La filtration ;

2° Les procédés chimiques ;

3° Les procédés physiques (ébullition).

1° LA FILTRATION. — La plupart des filtres domestiques au sable et charbon n'ont aucune valeur ; non seulement ils sont incapables de fixer les bactéries, mais souvent ils peuvent enrichir en microorganismes l'eau qu'on y dirige.

Le seul filtre présentant quelque sécurité est la bougie de porcelaine Chamberland, qui fonctionne soit sous pression ou par siphon ; elle exige de grands soins d'entretien.

2° LES PROCÉDÉS CHIMIQUES. — Les procédés chimiques sont les plus usités dans les familles et les petites collectivités ; les corps employés doivent être puissamment antiseptiques, agir vite et n'introduire dans l'eau aucun principe toxique ou d'un goût désagréable ; ce sont généralement des oxydants.

En Allemagne, on utilise le brome suivant la méthode de Schumburg ; on prépare une solution de brome dans du bromure de potassium qu'on met en contact avec l'eau à purifier; l'excès de brome est détruit par un peu de sulfite de soude.

En Autriche, on emploie beaucoup l'hypochlorite de chaux

En France on a recours *à l'Iode* ou au *permanganate de potasse*.

C'est M. Allain, pharmacien militaire, qui a donné une formule de comprimés très pratiques, dont voici les formules :

### 1º *Comprimé bleu*

Iodure de potassium . . . 1 gr.
Iodate de sodium . . . . . 0 gr. 156
Bleu de methylène, quantité suffisante pour colorer.

### 2º *Comprimé rouge*

Acide tartrique, 1 gramme.
Fuchsine, quantité suffisante pour colorer.

### 3º *Comprimé blanc*

Hyposulfite de soude desséché.
Quantité correspondante : 1 gr. 16 (hyposulfite cristallisé).

Voici la manière d'opérer : faire dissoudre dans un peu d'eau un comprimé bleu et un comprimé rouge, verser le *liquide brun* dans 10 litres d'eau, agiter et attendre dix minutes. Ajouter ensuite la solution d'un comprimé blanc dans un peu d'eau et agiter à nouveau L'eau redevient incolore et n'est pas désagréable au goût. Il s'est formé des traces de tartrate de potasse et de soude et un peu d'iodure de sodium.

Le *permanganate de potasse* s'emploie aux doses de 0 03 par litre pour les eaux ordinaires et 0 06 à 0.09 pour les eaux très impures ; il communique à l'eau une coloration rose qu'on fait disparaître avec un peu de sucre ou quelques gouttes d'alcool.

Le procédé Lapeyrère emploie une poudre di'e alumino-calcaire, dont voici la composition :

Permanganate de potasse . . 3 gr.
Alun de soude sec . . . . 10 —
Carbonate de soude sec . . . 9 —
Chaux . . . . . . . . . . 3 —

1 gramme de cette poudre suffit pour stériliser 4 litres d'eau en 40 minutes ; on élimine l'excès

de permanganate par filtration à travers de l'ouate de tourbe.

Le procédé Lambert utilise les deux poudres suivantse :

### Poudre n° I

Permanganate de potasse. 0 gr. 08.
Carbonate de soude sec. . 0 gr. 10.

### Poudre n° 2

Sulfate manganeux sec. . 0 gr. 048.
Sulfate d'alumine. . . . 0 gr. 108

On fait dissoudre la poudre n° 1 dans 1 litre d'eau à purifier ; on laisse en contact dix minutes et on ajoute la poudre n° 2 ; il se forme un précipité gélatineux qu'on enlève par décantation ou filtration.

Allain a donné encore un procédé basé sur l'emploi du permanganate de potasse et de l'hyposulfite de soude. On prépare les deux poudres suivantes :

### Poudre n° I

Permanganate de potasse. 0 gr. 03.
Alun ordinaire pulvérisé . 0 gr. 06.

### Poudre n° 2

Hyposulfite de soude pulvérisé . 0 gr. 03.
Carbonate de soude sec . . . . 0 gr. 06.

Doses pour 1 litre d'eau ; on opère comme dans le procédé Lambert.

3° LES PROCÉDÉS PHYSIQUES (ébullition).— L'ébullition est le procédé de choix pour purifier l'eau potable dans les ménages, à condition toutefois que cette ébullition soit maintenue pendant quarante minutes, la plupart des bactéries, sont détruites, seules quelques spores résistent ; au point de vue bactériologique l'eau ainsi bouillie peut être considérée comme très pure pour l'alimentation, et il n'y a aucun danger de contamination par le bacille de la fièvre typhoïde, mais tout le monde sait combien l'eau bouillie est désagréable au goût, combien elle est indigeste et lourde. Pour obvier à ces inconvénients, il faut *aérer* l'eau bouillie, ce qui est difficile dans la pratique et même dangereux parce qu'on contamine l'eau purifiée, par l'agitation avec l'air.

Pour répondre à ces desiderata, j'ai conseillé, dans un pays non loin de Chalon, où toutes les eaux sont contaminées de fièvre typhoïde, l'emploi d'un appareil construit sur le même principe, que j'ai fait breveter en 1910 pour les usages médicaux et chirurgicaux ; enfin, pour aérer l'eau ainsi bouillie ou plutôt purifiée, j'ai conseillé un procédé que je décrirai un peu plus loin.

Mon appareil se compose d'un récipient cylindrique de 5 à 6 litres en tôle emboutie et étamée à l'étain fin ou en cuivre martelé et étamé à l'étain fin, ou encore en tôle emboutie et émaillée. J'insiste sur l'emploi de l'étain fin car on sait que l'eau bouillie et ainsi dépourvue d'acide carbonique peut dissoudre des traces de plomb dans les alliages plombifères ; le fond du récipient est rond de façon à présenter le maximum de surface de chauffe ; à six ou sept centimètres du fond est soudé un robinet de bronze dont le goulot est terminé extérieurement par une douille pouvant recevoir un tube de caoutchouc de 15 centimètres fermé par une pince de Mohr, le robinet se continue intérieurement par un tube de cuivre étamé s'arrêtant à 2 centimètres environ du fond du récipient.

Pour se servir de l'appareil, on ferme le robinet, on enlève le tube de caoutchouc, on remplit le récipient de l'eau à purifier et on porte à l'ébullition *qu'on maintient pendant 40 minutes* ; après quoi on dépose le récipient sur le coin d'une table, par exemple, *sans en lever le couvercle* et on place le tube de caoutchouc ; on ferme la pince et on ouvre le robinet *qui doit rester constamment ouvert*, le siphon est amorcé *et l'eau parfaitement décantée* est tirée dans une carafe ou dans un récipient quelconque et seulement au fur et à mesure du besoin. L'appareil doit être nettoyé à la brosse tous les jours pour enlever les dépôts calcaires. L'eau ainsi purifiée doit être renouvelée toutes les 24 heures, afin d'éviter le développement des spores non détruites. Il est facile de se convaincre que l'eau ainsi purifiée est d'une pureté bactériologique à peu près complète et ne subit aucune contamination extérieure avant son emploi.

Dans un modèle plus perfectionné, j'ai remplacé le tube de caoutchouc par un tube de cuivre étamé ou d'étain fin, coudé à angle droit et d'une longueur totale de 0m15 à 0m20 ; il est terminé par un raccord à cônes en bronze pouvant se visser sur le robinet du récipient ; la partie libre du tube regarde en bas et porte un robinet ordinaire.

Pour se servir de l'appareil il suffit de visser le raccord sur le robinet du récipient, fermer le robinet du tube et ouvrir le robinet du récipient *qui doit rester constamment ouvert* ; le tout fonctionne comme un siphon.

Grâce à l'emploi des raccords coniques de bronze il n'y a pas de joints de cuir ou d'étoupe qui sont de véritables foyers microbiens.

L'eau ainsi bouillie est désagréable, lourde et indigeste; pour l'aérer j'ai conseillé d'ajouter par litre d'abord un paquet de 0.15 de bicarbonate de soude puis un paquet de 0;20 d'acide tartrique ; il se dégage un peu d'acide carbonique qui se dissout dans l'eau et qui lui donne une saveur agréable et la rend plus digestible ; il reste un peu de bitartrate de soude qui ne présente pas d'inconvénients, l'acide tartrique étant complètement brûlé dans l'organisme

A la place du bicarbonate de soude j'ai préféré le percarbonate de soude découvert en 1896 par Von Hansen en électrolysant une solution de carbonate de soude ; j'ai étudié ce corps en 1899 au point de vue physiologique, j'ai déterminé sa toxicité en injections intra-veineuses chez l'animal, (1) j'ai étudié son action sur le sang *in vitro* et sur l'animal vivant et sur tous les ferments digestifs de l'organisme. Le percabonate de soude traité par l'eau se dédouble lentement en oxygène libre et en bi-carbonate de soude.

Pour l'appliquer à l'aération de l'eau bouillie il suffit d'ajouter à cette dernière 0.10 de ce sel par litre, on attend 10 minutes, puis on ajoute 0.15 d'acide tartrique ; il se forme donc un mélange d'oxygène et d'acide carbonique ; ces deux gaz contribuent à l'aération *que je puis qualifier de parfaite*, il reste une petite quantité de bitartrate de soude.

Voici en quelques mots les principaux procédés simples pour la purification de l'eau potable dans les ménages : tous ces procédés donnent des résultats satisfaisants au point de vue pratique, tous ont été contrôlés au moyen de l'analyse bactériologique et j'espère ainsi avoir rendu service aux personnes forcées de purifier leur eau potable.                    Docteur F. MARTZ.

---

(1) F. Martz. — Travaux inédits.